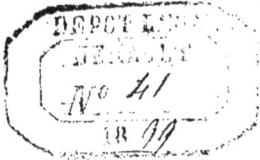

DU CHOIX JUDICIEUX

DE

LA MATIÈRE OBTURATRICE

APRÈS LA PRÉPARATION

DE LA CAVITÉ DES DENTS

DE

L'EXTIRPATION DE LA PULPE

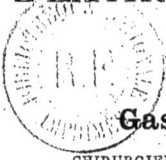

COMMUNICATIONS FAITES PAR

Gaston SCHWARTZ Fils

CHIRURGIEN-DENTISTE DIPLÔMÉ DE L'ÉCOLE DENTAIRE
ET DE LA FACULTÉ DE MÉDECINE DE PARIS

AU CONGRÈS DE CHIRURGIE DENTAIRE

Tenu à Marseille les 29 et 30 mai 1898
sous la présidence d'honneur
de M. le Dr Livon, directeur de l'École de médecine
et de M. E. Schwartz père, président de l'Association des dentistes
du S.-E.

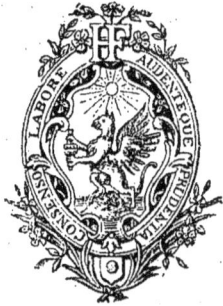

MONTPELLIER

GASTON SCHWARTZ FILS

CHIRURGIEN-DENTISTE

Boulevard de l'Esplanade, 9.

IMPRIMERIE CENTRALE DU MIDI

(HAMELIN FRÈRES)

Rue de l'Observance, 8.

1899

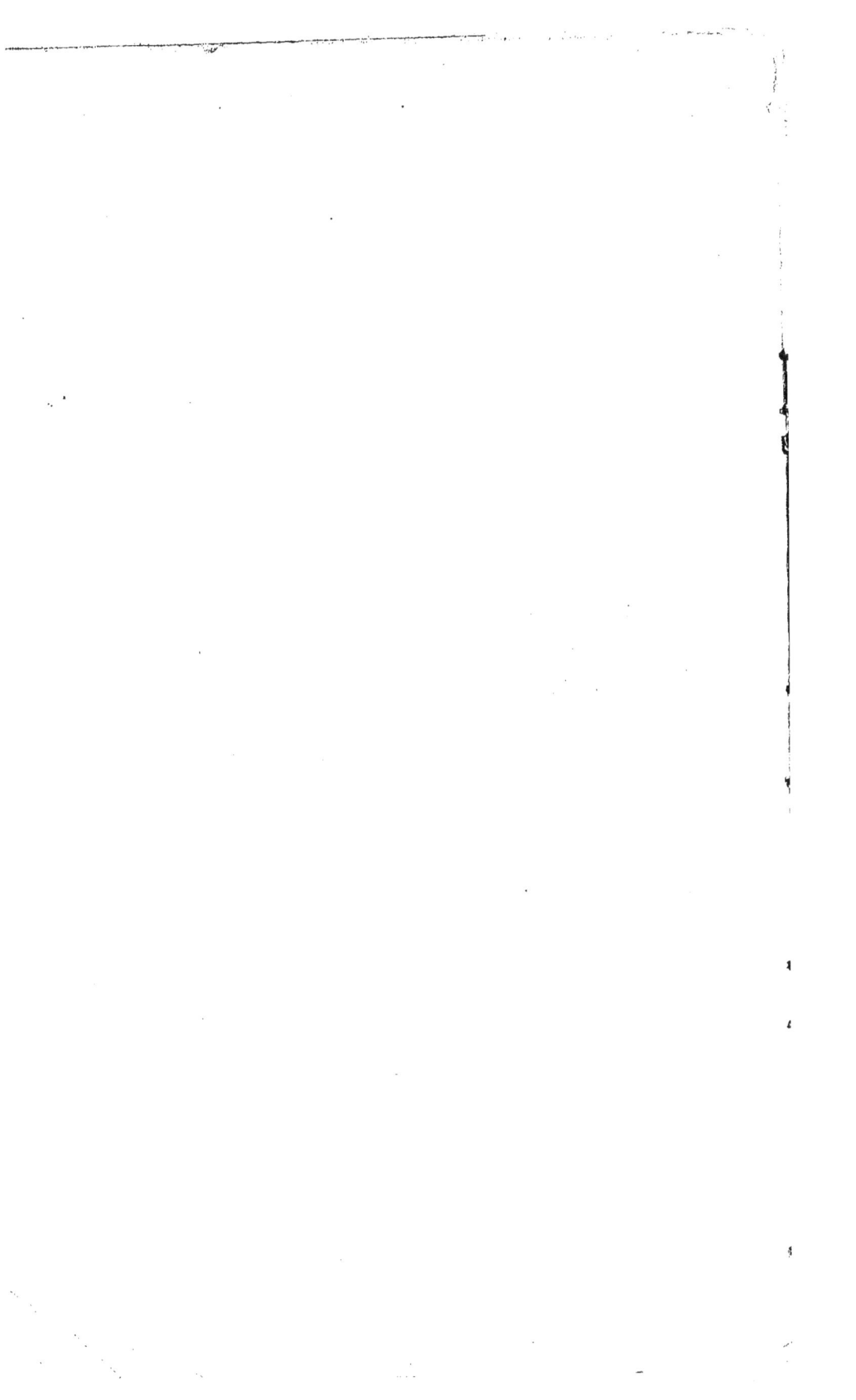

DU CHOIX JUDICIEUX

DE LA MATIÈRE OBTURATRICE

après la préparation

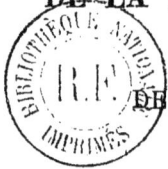

DE LA CAVITÉ DES DENTS

———

DE L'EXTIRPATION DE LA PULPE

DU CHOIX JUDICIEUX

DE

LA MATIÈRE OBTURATRICE

APRÈS LA PRÉPARATION

DE LA CAVITÉ DES DENTS

DE

L'EXTIRPATION DE LA PULPE

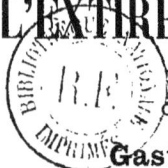

COMMUNICATIONS FAITES PAR

Gaston SCHWARTZ Fils

CHIRURGIEN-DENTISTE DIPLÔMÉ DE L'ÉCOLE DENTAIRE
ET DE LA FACULTÉ DE MÉDECINE DE PARIS

AU CONGRÈS DE CHIRURGIE DENTAIRE

Tenu à Marseille les 29 et 30 mai 1898
sous la présidence d'honneur
de M. le Dr Livon, directeur de l'École de médecine
et de M. E. Schwartz père, président de l'Association des dentistes
du S.-E.

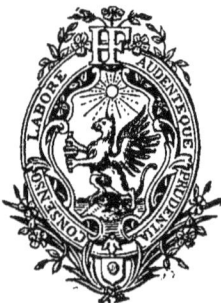

MONTPELLIER

GASTON SCHWARTZ FILS	IMPRIMERIE CENTRALE DU MIDI
CHIRURGIEN-DENTISTE	(HAMELIN FRÈRES)
boulevard de l'Esplanade, 9.	rue de l'Observance, 8.

1899

DU CHOIX JUDICIEUX

DE L'EMPLOI DE LA MATIÈRE OBTURATRICE
APRÈS LA PRÉPARATION DE LA CAVITÉ

MESSIEURS,

Avant de commencer l'exposé de mes idées sur ce sujet, vous me permettrez de changer la forme dans laquelle il est énoncé, afin de rendre plus claires mes explications ; ce n'est pas après la préparation de la cavité qu'il eût fallu dire, mais bien : du choix judicieux de l'emploi de la matière obturatrice après le traitement définitif de la dent. En effet, ce n'est que lorsque la dent a été complètement traitée et guérie que l'on doit donner à la cavité la forme convenable à recevoir telle ou telle obturation. Nous ne nous occuperons donc pas ici du traitement ni par conséquent du mode d'obturation des canaux après les traitements des troisième et quatrième degrés. Nous limiterons la question à l'obturation des cavités des caries des premier et deuxième degrés et à l'obturation de la chambre pulpaire et de la cavité des caries des troisième et quatrième degrés.

Il est évident que, si dans ce sujet nous n'avons pas à parler du traitement des dents, nous serons forcés de tenir compte du traitement qui a été employé et du degré même de la carie dont nous avons à obturer la cavité.

Ceci dit, nous prendrons comme plan à notre question les quatre considérations suivantes que nous traiterons en paragraphes distincts :

1° Résistance des parois ;
2° Étendue et siège de la cavité;
3° Degré de la carie ;
4° Esthétique et harmonie de couleur.

Quant aux matières obturatrices, nous ne parlerons que :

De la gutta-percha ;
Du ciment;
De l'amalgame ;
De l'or mou et adhésif ;
De l'émail fusible.

Laissant de côté tous les genres d'obturations mixtes, tels que les combinaisons de ciments et d'amalgames, de ciments et d'or, d'or et de platine, qui ne sont pas d'un emploi courant, du moins pour la généralité des dentistes.

Résistance des Parois de la Dent

Avant d'obturer une dent, il est essentiel de se rendre compte si les parois pourront résister : 1° au foulage de la matière obturatrice ; 2° au changement d'état de cette matière dans l'avenir, comme par exemple la dilatation thermique, la rétraction et la compression par mastication. Quelquefois la carie laisse indemne une portion d'ivoire ou d'émail, si fine que lorsqu'on l'a bien nettoyée elle est presque transparente. De plus il est certaines dents, et particulièrement les incisives et les canines, qui, par la texture même des tissus, ou par une influence pathologique antérieure, sont d'une extrême friabilité. En général ces dents ont un aspect blanc crayeux, ou présentent diverses nuances entremêlées d'un blanc plus mat. Les instruments ne donnent pas à l'excision la sensation de tissus durs et résistants, et on aperçoit des points, des stries qui dévoilent la perversion de la constitution histologique et chimique des tissus. Souvent, en préparant la cavité, des éclats, des écailles se détachent sous la rugine ou sous la fraise. Il est donc évident qu'en présence d'une cavité dont les parois sont si peu denses, il est souvent hasardeux d'entreprendre une aurification pour laquelle il faut faire souvent de bons points de rétention et dont la condensation de l'or risque de casser un des bords de la dent.

Je ne conseillerai pas non plus l'emploi de l'amalgame qui souvent se rétracte et ne soutient plus les parois. Quant à la gutta-percha, qui donne parfois de bons résultats dans ces cas-là, on ne peut l'admettre comme matière obturatrice définitive, car elle s'use et se désagrège à la longue. De plus, elle ne contribue point à maintenir les parois friables en état de solidité. J'ai vu pourtant de ces obturations ayant duré de trois à six ans.

Le *ciment* me paraît être en ce cas la meilleure obturation, d'autant plus que les dents friables dont je parle sont le plus souvent des incisives et des canines, et que leur carie se présente généralement à leur face interstitielle ou au collet, points sur lesquels le ciment n'a pas à lutter contre l'abrasion mécanique. Le ciment est d'un foulage facile, n'a pas besoin d'une grande compression, fait corps avec l'ivoire et l'émail, et, en se durcissant, rend une grande solidité aux parois faibles.

Étendue et Siège de la Carie

Je ne veux prendre en considération dans ce paragraphe que la grandeur de la lésion due à la carie et son siège sur les faces de la dent. La grandeur, la profondeur, l'étendue, en un mot, de la cavité résultant de la carie, doit nous guider beaucoup pour le choix de la matière obturatrice. D'une façon générale, lorsqu'on est en présence d'une cavité volumineuse, l'amalgame semble s'imposer, de même que l'or quand on a une petite cavité à obturer. Mais sur cette généralité viennent se grouper plusieurs considérations dont il faut tenir compte et que je vais passer en revue, en parlant des différents sièges de la carie.

Quand nous avons une petite cavité à obturer, comme celle d'un deuxième degré, par exemple, que l'accès nous en est facile, que nous pouvons sans compromettre la solidité de la dent faire de bons points de rétention, l'or s'impose.

Vous savez que, de toutes les obturations, c'est celle qui réunit les plus grands avantages au point de vue de la résistance aux agents de désorganisation, de l'arrêt de la carie et de la conservation de la dent. Si l'on est à une certaine distance de la pulpe, si celle-ci se trouve suffisamment protégée contre les brusques changements de température par une couche de dentine, il y aura formation de dentine secondaire ; car sous une irritation légère, mais continue, les fonctions physiologiques de la pulpe s'accroissent et les fibrilles dentinaires sécrètent beaucoup plus de sels calcaires.

La question portera, en ce cas, sur le choix de l'or. Or mou, or adhésif ?

Je répondrai or mou, chaque fois qu'on pourra l'employer, et ce, pour plusieurs raisons. D'abord son emploi pour un bon aurificateur est plus facile, beaucoup plus rapide et ne nécessite pas toujours les précautions qu'exige l'or adhésif, tel que l'emploi de la digue, de l'air chaud, etc. Ensuite il est de plus longue durée que l'adhésif, et ceci est important. Pour la face triturante, et chaque fois que les bords des cavités sont épais, solides, réguliers, c'est l'or mou que l'on doit employer, ainsi que dans les cavités des faces externes et internes, quand elles sont assez profondes, particulièrement pour les molaires.

Je n'admets l'emploi de l'or adhésif que dans les cavités peu profondes des dents antérieures où l'or mou constituerait une difficulté, et enfin dans les reconstitutions.

Les bords, ai-je dit, ne doivent pas être faible, quoiqu'ils puissent être de moindre épaisseur que pour l'or mou. Mais il faut se souvenir que l'adhésif n'étant pas plastique et ne se foulant que dans la direction et sur les points touchés par le fouloir, on ne doit pas l'employer dans les cavités à angles rentrants accusés.

Quand la cavité est inaccessible à l'aurification, on devra avoir recours à l'amalgame. C'est la matière obturatrice la plus dure qui convient très bien aux dents d'adultes, mais dont le grand défaut est dans sa contractibilité qui, comme je l'ai dit plus haut, enlève aux parois leurs soutiens et laisse pénétrer les agents pathogènes ou chimiques. — Il est cependant de ces obturations qui durent fort longtemps: dix, quinze, vingt ans.

Quand la cavité est très étendue et constitue une difficulté pour l'aurification, on doit employer l'amalgame ou l'émail fusible. Avec l'amalgame on peut faire d'excellentes reconstitutions de molaires, sur les faces externes et postérieures qu'il est très difficile et souvent impossible de faire à l'or adhésif ; mais il est préférable, quand on le peut, de faire les reconstitutions avec l'émail fusible, recommandable par son extrême dureté. Sur les faces triturantes, l'or mou ou l'amalgame et l'émail fusible doivent seuls être admis. Le ciment ne résisterait pas assez longtemps. Quant aux caries du collet, le choix de la matière obturatrice est très discutable, car on doit tenir compte à la fois de la profondeur de son étendue et des dents affectées.

Pour les dents antérieures et lorsque la carie n'est point trop profonde, l'or est une bonne obturation ; le ciment finit par s'user ; quant à l'amalgame, il doit être proscrit en raison de la coloration noirâtre qu'il donne aux tissus.

Je donnerai la préférence, ici et surtout dans les caries du collet étendues, à l'émail fusible. L'empreinte de la cavité, à l'aide de la feuille de platine-gold, est facile. L'application de l'émail avec du ciment très liquide ne conçoit pas non plus de difficulté ; enfin, la durée en est longue. — Pour les caries du collet des molaires, lorsqu'on ne pourra pas faire une incrustation d'émail, ni d'aurification, on emploiera l'amalgame quand la cavité sera profonde, et le ciment lorsqu'elle sera peu pénétrante.

Degré de la Carie

Il est évident qu'avant d'obturer une dent, les considérations précédentes, qui ne visent que la cavité en elle-même, ne doivent pas seules entrer en ligne de compte. Il faut songer que l'on répare une perte de tissu appartenant à un organe vivant, le plus souvent qui vient d'être traité pour une affection quelconque, ou qui est du moins très susceptible de tomber dans un état pathologique dû à une faute commise dans le choix de la matière obturatrice. Je dois donc dire un mot des différents degrés de la carie, afin d'énumérer concurremment le mode d'obturation qui leur convient le mieux une fois la dent *traitée et guérie.*

La carie du premier degré n'existe pas à proprement parler, car elle devient presque immédiatement un deuxième degré dans lequel je considérerai deux états :

Le deuxième degré simple.

Le deuxième degré avancé.

Dans le deuxième degré simple, l'étendue de la cavité est relativement faible et très éloignée de l'organe central. Par conséquent, nous n'aurons pas à craindre, en choisissant tel ou tel genre d'obturation qu'il nous plaira, d'exercer une influence funeste sur cet organe central. Je veux dire par là que nous n'aurons pas à redouter l'irritation causée sur la pulpe soit par la conductibilité, soit par l'action chimique de la matière choisie. Dans le cas de deuxième degré simple, dans le troisième degré à pulpe dévitalisée et canaux obturés, et dans le quatrième degré à canaux aseptisés et obturés, notre choix de l'obturation ne devra tenir en considération que la forme de la cavité et son siège, d'après ce qui a été dit plus haut. Mais il n'en sera plus de même quand nous serons en présence d'un deuxième degré avancé et d'un troisième degré dont on aura fait le coiffage de la pulpe. Dans le deuxième degré avancé, il faut tenir compte de deux choses : 1° que la pulpe est à peine protégée par une mince couche d'ivoire à travers laquelle on peut souvent l'apercevoir ; 2° que la compression sur cette couche d'ivoire est douloureuse. C'est sur ces deux points que nous devons porter toute notre attention. La matière obturatrice ne devra ni être bonne conductrice de la chaleur et du froid, ni avoir une action chimique sur les tissus. Je vise dans le premier cas les obturations métalliques, et dans le deuxième les ciments, dont l'acide phosphorique est nuisible.

Nous emploierons donc un moyen terme, et agirons d'après la méthode suivante :

Sur la mince couche d'ivoire nous placerons soit une feuille de papier d'amiante découpée en petit rond ou en ovale, soit une lame de gutta-percha que nous ferons adapter après avoir badigeonné le fond de la cavité avec de la gutta-percha diluée préalablement dans du chloroforme.

Sur l'une ou l'autre de ces matières isolantes nous mettrons du ciment liquide jusqu'à la moitié de la profondeur de la cavité ; nous fermerons provisoirement à la gutta, et quelque jours après nous obturerons définitivement soit à l'amalgame, soit à l'or. Je dis quelques jours après, non seulement afin de laisser acquérir au ciment une plus grande dureté, mais encore pour avoir la certitude que la pulpe ne donne pas lieu à des signes quelconques d'inflammation, car, une fois le plombage ou l'aurification faits, il est pénible et ennuyeux de les défaire.

Pour le troisième degré, dont la pulpe a suivi le traitement conservateur, le mode d'obturation sera le même. Il n'est pas de mon sujet de parler ici du coiffage, puisqu'il fait partie de la thérapeutie ; on agira donc comme je viens de le décrire pour le deuxième degré déjà avancé, avec cette différence que la première couche isolante est utile et que le foulage du ciment devra être fait avec un soin tout particulier, afin de ne pas déranger la coiffe recouvrant la pulpe.

Depuis trois mois, j'ai essayé de remplacer la matière isolante par le ciment « Formagène » qui a, paraît-il, sur la pulpe une action bienfaisante ; mais ces expériences sont trop récentes pour que je me permette de me prononcer sur leur valeur.

Quant au troisième degré, dont la pulpe a été dévitalisée, la cavité est exactement la même que celle du quatrième degré, c'est-à-dire que, les canaux étant obturés, nous sommes en présence d'une chambre pulpaire et d'une cavité qu'il faut obturer, avec la différence que généralement la perte des tissus dans le quatrième degré est plus étendue, surtout pour les molaires.

Les considérations à prendre en ces deux cas seront celles qui ont été émises plus haut sur le siège et l'étendue de la cavité, mais j'ai réservé pour la fin de ce paragraphe de parler des obturations dites couronnes artificielles, soit en or, soit en émail.

Le plus souvent ce cas s'appliquera à une dent du quatrième degré, à cause de la grande perte des tissus et particulièrement de la couronne de la dent dont il ne reste parfois qu'un vestige. Quand il reste un fragment de couronne très solide ou qu'on peut rendre tel par une obturation simple, le mieux est de faire cette obturation. Quand ce fragment n'a plus la solidité suffisante, il faut se résigner à adapter sur la racine une couronne artificielle.

Je ne parlerai pas ici des couronnes artificielles des dents antérieures : ce sont des dents à pivots, cela formerait un chapitre spécial qui ne doit pas avoir sa place en ce sujet. Je ne veux pas m'étendre non plus sur les couronnes artificielles des molaires, dites dents de Bonwil, de Logan, de How, dents à bagues, etc. Je passerai directement à la couronne artificielle que l'on fait soi-même, à l'aide de l'émail fusible, et qui constitue un mode d'opération plus particulier.

Pour cela j'emploie une de nos dents artificielles ordinaires, qu'il s'agisse d'une prémolaire ou d'une molaire. Je la choisis naturellement de telle façon que sa face antérieure soit de la même étendue que le bord de la couronne naturelle qui dépasse au-dessous de la gencive. J'ajuste le bord inférieur de cette partie de façon que la face triturante soit sur un plan horizontal s'articulant avec la dent correspondante. Je prends l'empreinte de la cavité avec du platine-gold à l'aide de boulettes de coton et de brunissoirs. On enlève cette empreinte, on la découpe sur la ligne de démarcation faite par les bords restants de la couronne naturelle, on la remet dans la cavité, et on fait passer à travers un petit pivot de platine qui pénétrera dans l'un des canaux. On retire l'empreinte de platine-gold et avec elle le pivot qui, entré par frottement dur, sera suffisamment maintenu. Ensuite on place la pâte d'émail fusible dans cette sorte de cupule, on pose dessus la dent artificielle de façon que la partie antérieure s'adapte sur le platine gold ; on remplit la partie postérieure laissée vide sous le talon de la dent artificielle et on met au four électrique ou à gaz pendant quatre minutes. La couronne est ainsi terminée et plus rapidement qu'il ne paraît d'après les détails que je viens d'énumérer de ce *modus faciendi*. On fixe la couronne sur la cavité à l'aide de ciment très liquide, en ayant soin d'enduire le pivot et le canal où il doit pénétrer. Il n'est nullement nécessaire de mettre plusieurs pivots, ce qui serait très délicat, car la couronne est suffisamment maintenue par son adaptation parfaite avec le fond de la cavité. On peut, si l'on veut, enlever l'empreinte de platine-gold ; d'ailleurs, ceci n'a pas d'importance.

Malgré les bons résultats que donnent ces couronnes en émail, elles ne valent pas les couronnes en or, ou coiffes métalliques.

Ici ce n'est plus la cavité qui contient la matière

obturatrice ; c'est la matière obturatrice qui contient la cavité. Avec des parois très peu saillantes de couronne naturelle, il est étonnant comme on peut faire tenir solidement ces coiffes d'or. Pour ma part, j'emploie ces couronnes dans mon cabinet d'une façon fréquente, et ma clientèle, à qui j'en explique auparavant les avantages, en est très satisfaite.

Cela supprime souvent l'extraction des racines dont on ne sait que faire, et cela supprime surtout les fausses dents. Or vous savez combien ce mot de fausses dents effraie quelques patients. D'ailleurs, ils ont raison en ce cas. Il est infiniment plus agréable d'avoir, dans la bouche, une ou plusieurs couronnes qui remplacent avantageusement les dents naturelles, que d'avoir de fausses dents qu'il faut enlever, remettre, et qui tiennent plus de place.

J'ouvrirai, ici, une courte parenthèse pour rendre hommage à M. Carlavan, sur les travaux extrêmement soignés qu'il fait en ce genre. Ses couronnes en or fin, estampées d'une seule pièce, offrent une grande solidité, et en même temps une malléabilité très précieuse pour l'articulation.

Il me reste à parler de l'*esthétique* et de l'*harmonie de couleur*. .

Les principes en sont simples : chaque fois qu'il n'y aura pas de contre-indications sérieuses à une obturation de la même couleur que la dent, il faut la faire. Chaque fois qu'on pourra rendre à une dent sa forme primitive, il faut en faire la reconstitution. Ma théorie diffère sensiblement, comme on peut le voir, de celle des Américains, dont la haute fantaisie ne recule pas devant l'incrustation de diamants ou de perles précienses sur la face antérieure des dents de devant.

Il est évident que sur les dents antérieures un amalgame est affreux. Les aurifications trop voyantes, aussi, ne sont pas d'un joli aspect, et n'ont rien de cet *ars celere artem* qui doit caractériser nos opérations dentaires.

Il en est de même d'un ciment qui aura une teinte brune sur une dent blanche.

Quelquefois pourtant, une aurification n'est pas trop apparente au collet des dents qui ont une couleur jaunâtre. Mais rien, à mon avis, ne vaut ces incrustations d'émail fusible ; à leur solidité il faut joindre le grand avantage, l'harmonie parfaite de la couleur.

Pour terminer maintenant cette étude, il ne faut pas vous attendre, Messieurs, à ce que je fasse une conclusion d'où l'on puisse tirer une règle nette et précise pour les obturations. Il n'est pas possible, en effet, de poser des règles inflexibles permettant de fixer la classe ou l'ordre auquel appartient telle cavité donnée et d'en déduire rigoureusement le genre de matière obturatrice qui satisfera le mieux aux exigences des cas ; force est de se borner aux principes généraux sur lesquels se base notre système opératoire.

D'après la thèse de Weber (de Genève), l'or sera exclu de toutes les cavités situées sur le devant de la bouche. Il sera remplacé par les pyrophosphates, la gutta et l'émail fusible. Cependant, on pourra employer l'or dans les caries des incisives, canines, quand les cavités sont situées sur la face interne ou externe de ces dents.

L'or et l'amalgame, étant les substances les plus résistantes, seront employés dans toutes les cavités triturantes des molaires qui seront suffisamment solides pour en permettre l'introduction et lorsque cette introduction pourra se faire sans trop de difficultés pour assurer leur parfaite manutention.

Dans les cavités postérieures des molaires et dans celles situées au niveau des gencives, on emploiera l'amalgame et la gutta.

Toutes les fois qu'une cavité s'étendra sous la gencive et qu'elle devra être, par sa situation, obturée avec un ciment, on établira une couche de gutta jusqu'au-dessous de la gencive, afin que le ciment ne soit pas en contact direct avec elle.

« Loin de nous l'idée de blâmer ceux qui donnent leur prédilection à une seule substance à l'exclusion des autres. Seulement, je pense que mes confrères ne devraient pas condamner, d'une manière aussi impitoyable, les substances obturatrices dont ils ne se servent pas eux-mêmes. Il faut se garder des idées extrêmes et avoir présent à l'esprit ce proverbe : « *In medias tutissimus ibis.* » Il nous importe surtout de ne pas condamner une substance simplement parce que, entre nos mains, elle ne se montre pas aussi docile qu'entre les mains de ceux qui en font un usage habituel. »

Espérons seulement, comme le docteur Cox, que le plombage idéal ne vas pas tarder à paraître. Il y a, je crois, des dentistes parmi nous qui verront le jour où l'on pourra obturer les dents avec une substance si parfaite, où la teinte et le contour seront conservés tellement bien, que personne ne saurait dire où commence l'obturation et où finit le tissu dentaire, la matière étant en outre plus durable que l'or.

Mon vœu le plus cher est que l'on découvre cette matière idéale.

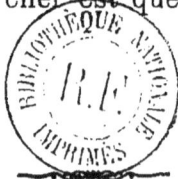

DE L'EXTIRPATION DE LA PULPE

Messieurs,

Dans son *Traité sur la carie dentaire*, Magitot s'exprime ainsi au sujet du traitement des caries du troisième degré :

« On peut faire l'ablation de la pulpe au moyen d'un stylet fin droit ou recourbé, qu'on porte dans la cavité et qu'on tourne brusquement pour détacher et extraire la pulpe. Ce procédé ne nous paraît applicable qu'aux incisives et aux canines dont la pulpe, d'un petit volume et fusiforme, peut être accrochée plus facilement et entraînée parfois en totalité. Il présente en outre certains inconvénients : d'abord il provoque une douleur extrêmement vive, et, quelque précaution que l'on prenne, il est toujours possible de laisser après l'opération quelques fragments encore adhérents au faisceau vasculo-nerveux du canal dentaire susceptible de végéter ou de s'enflammer consécutivement. »

D'autre part, Chapin (de Philadelphie) dit ceci :

« Le procédé le meilleur consiste à introduire dans la racine un morceau de bois d'oranger très effilé et trempé dans l'acide phénique que l'on insinue doucement jusqu'à ce qu'il demeure en position. Alors on frappe un coup de marteau sec et vif sur l'extrémité du bâtonnet auquel on a donné la longueur et le calibre voulus. Le sujet accuse peu de douleur, mais certains souffrent beaucoup. Ceux qui disent avoir souffert préfèrent cette opération à la torture de la broche barbelée. Généralement, la pulpe, complètement écrasée par le bâtonnet, vient avec ce dernier quand on le retire. »

Vous voyez, Messieurs, d'après ces deux définitions de l'extirpation de la pulpe, la barbarie du procédé. C'est pour combattre ce mode de traitement que je prends la parole en ce moment.

Il me semble qu'on ne tient pas assez compte de l'appréhension qu'ont nos malades en venant nous consulter, et j'estime que, par tous les moyens possibles, il faut combattre cette peur du dentiste et faire disparaître cette aversion qui se manifeste si souvent. Si nous cherchons tous les jours à supprimer la douleur dans les extractions dentaires en expérimentant l'un après l'autre les nouveaux anesthésiques découverts, pourquoi ne point éviter dans les autres opérations une douleur aussi vive que celle de l'extirpation de la pulpe ?

Qu'on ne me dise pas que cette douleur est tellement fugace que le patient la supporte très bien. J'ai entendu à l'École dentaire de Paris plusieurs patients pousser des cris épouvantables pendant cette opération faite par un professeur qui la préconise.

D'ailleurs, Paul Dubois, dans une communication à la Société d'Odontologie, s'exprimait ainsi :

« On peut faire d'emblée l'extirpation de la pulpe sans pansement arsenical antérieur, à peu près sans douleur. Je dis à peu près, car vous savez, que de toutes nos opérations, l'extraction exceptée, celle-ci est la moins bien supportée ; sauf sur les pulpes déjà mortifiées, elle est toujours très vive, et le patient qui l'a subie une fois reste méfiant à la vue du tire-nerfs ou de tout ce qui lui ressemble. »

Dubois donne ensuite une formule de médicament à l'acide sulfurique cocaïné pour rendre cette extirpation moins douloureuse.

Le docteur Briggs préconise l'injection de la cocaïne à 20 pour 100. Avant l'injection il applique une boulette de ouate imbibée de cette solution sur la pulpe dénudée, de façon que l'introduction de l'aiguille ne provoque pas de souffrance. Mais il dit que l'injection du médicament procure une hémorragie excessive qui retarde et gêne l'obturation des racines.

Enfin Stevens dit, dans son *Étude sur le nerf dentaire* : « Quelques opérateurs jugent préférable de recourir à un agent anesthésique pour l'extraction des nerfs malades ; l'expérience nous a appris qu'un état de demi-anesthésie produit à l'aide du chloroforme convient mieux dans les cas de ce genre. Le protoxyde d'azote est moins bon à cause de la brièveté de ses effets qui ne lui permet pas toujours d'annihiler la souffrance qui est parfois très vive à la suite de cette opération. »

Je crois avoir suffisamment démontré par ces citations que l'extirpation de la pulpe est une opération douloureuse. Je vais maintenant vous prouver son effet dans la clientèle. Dernièrement une cliente me parlait d'un dentiste qui avait fait à une de ses parentes une extirpation de la pulpe.

Elle s'exprimait ainsi : « Ma cousine souffrait d'une rage de dents, elle alla chez un dentiste qui lui arracha le nerf ; ce fut si douloureux qu'elle s'évanouit, car il fut obligé de l'arracher en deux fois. »

Eh bien ! savez-vous, Messieurs, le résultat de cette façon de faire ? La patiente, en sortant de chez ce dentiste, raconta partout qu'il l'avait fait souffrir horriblement et elle n'y retourna plus. Conclusion : mauvaise réclame et perte d'une cliente.

Beaucoup de praticiens semblent ignorer, en effet, ceci : c'est que, lorsque un patient sort de votre cabinet, on ne lui demande pas : « Votre dentiste vous soigne-t-il bien ? » — Non. — On lui dira : « Votre dentiste vous a-t-il fait mal ? » — Eh bien ! c'est sur cette demande, dont je n'ai pas à discuter la valeur, que je me suis basé pour traiter ma clientèle, et ce, bien entendu, sans préjudice pour le résultat de l'opération. Avant tout, j'évite la douleur, et les moyens, quoi qu'on en dise, ne nous manquent pas si on a la patience de les rechercher et de les appliquer.

Pourquoi faire l'extraction de la pulpe avant d'attendre sa complète dévitalisation. Pour gagner du temps ? Par crainte de l'inflammation causée par l'emploi trop répété d'un caustique ?

A mon avis, causer de la douleur pour gagner du temps est un mauvais système. Quant à l'inflammation due au caustique, on peut l'éviter en l'employant avec prudence. Je mets souvent deux pansements au caustique de Dubois (acide arsénieux et esérine), qui ne provoque pas d'odontalgie, et je termine la destruction de la pulpe par la potasse caustique ou l'acide phénique cristallisé, et j'ai très rarement dans la suite des accidents inflammatoires, tels que la périostite. J'ai soin pour cela d'employer concurremment les badigeonnages à la teinture d'iode.

On rencontre pourtant quelques cas où l'extirpation de la pulpe semble indiqué. Par exemple, dans les fractures des dents dues à un violent traumatisme ou à l'abrasion mécanique, cas dans lesquels, la pulpe étant à nu et au niveau d'une surface plane, les pansements ne peuvent être maintenus. Pourtant avec de la bonne volonté on peut, même dans ce cas-là, maintenir en place l'acide arsénieux. J'ai vu M. Lemerle, ici, présent, faire avec succès ce maintien d'un pansement caustique sur trois dents qu'un enfant venait de fracturer, et cela à l'aide d'un fort pâté de gutta-percha et de stents.

Pour une dent ainsi cassée par accident, mon père avait eu l'idée d'employer de très petites cupules en caoutchouc, percées d'un petit trou par où l'on ferait passer l'extrémité de la dent. Dans cette cupule on placerait très aisément le pansement caustique. C'est à messieurs les fournisseurs à créer cette sorte de récipient qui nous rendrait parfois de réels services.

Quant aux autres moyens de destruction de la pulpe, aucun n'a donné de bon résultat. L'extirpation à l'aide du vide a mal réussi, et la cautérisation, d'une part avec le thermo-cautère est très douloureuse et très difficile, d'autre part elle est impossible avec le galvano-cautère, vu la nécessité d'avoir deux fils de platine qui ne pénétreraient pas dans les canaux.

Jusqu'ici, donc, le seul et meilleur traitement réside encore dans l'emploi d'un caustique tel que l'arsenic. C'est pourquoi j'émets ici le vœu que l'extirpation de la pulpe encore vivante, opération barbare que trop de dentistes pratiquent encore, soit complètement abandonnée ; et, pour les encourager, je terminerai par la phrase que je citais plus haut : « Votre dentiste vous a-t-il fait souffrir ? »

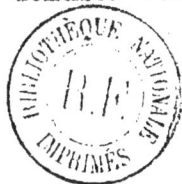

MONTPELLIER, IMPRIMERIE CENTRALE DU MIDI (HAMELIN FRÈRES).

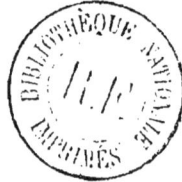

/871/

www.ingramcontent.com/pod-product-compliance
Lightning Source LLC
Chambersburg PA
CBHW070738210326
41520CB00016B/4491